Dr HENRY **SÉRÉGÉ**

MÉDECIN A VICHY

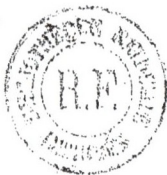

REIN MOBILE

ET

ENTÉROPTOSE

BORDEAUX

IMPRIMERIE G. GOUNOUILHOU

11 — RUE GUIRAUDE — 11

—

1904

REIN MOBILE

ET

ENTÉROPTOSE

PAR

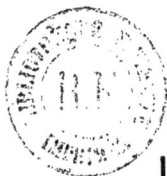

Le Docteur H. SÉRÉGÉ

MÉDECIN A VICHY

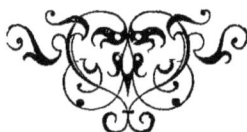

·BORDEAUX

G. GOUNOUILHOU, IMPRIMEUR DE LA FACULTÉ DE MÉDECINE

9-11, RUE GUIRAUDE, 9-11

—

1904

par les femmes et cherchons à en dégager les principales causes étiologiques.

Influence de l'âge.

Dans le rapport discuté au Congrès d'urologie de
1901 et dans tous les traités classiques, le rein mobile
est présenté comme une affection de l'âge adulte se
rencontrant surtout entre 25 et 40 ans. Je ne saurais
partager complètement cette opinion. A mon avis, on
ne peut conclure en effet des nombreuses statistiques
invoquées, à la rareté du rein mobile chez l'enfant;
car, d'une part, cette affection n'est pas systématiquement recherchée quand elle devrait l'être, et
d'autre part le fait de la rencontrer chez l'adulte ne
signifie pas que le processus ptosique soit de date
récente. On sait en effet que le rein mobile peut être
latent durant de longs mois; que, souvent, il est
décelé par hasard, le malade consultant le médecin
pour des troubles variés, classés dans les dyspepsies,
névropathies, etc., et n'ayant aucun rapport apparent
avec l'affection qui nous occupe. Il n'existe pas, que
je sache, de statistique donnant les résultats d'explo-
rations systématiques chez l'enfant, et, partant, tout ce
qui a été dit sur l'influence de l'âge me paraît entaché
d'erreur et ne saurait être pris en sérieuse considération. Je ne puis combler cette lacune, ne donnant des
soins qu'à des malades adultes; aussi, pour les raisons
que j'ai énumérées, je crois inutile de relater ici ma
statistique personnelle qui confirme, du reste, les
données fournies par les auteurs.

Influence de la grossesse.

Ces 75 observations interrogées au point de vue de
l'influence de la grossesse nous fournissent les renseignements suivants :

Femmes pares.   49, soit 65 0/0.
Nullipares. . .   6, soit 8 0/0.
Jeunes filles. . 20, soit 26 0/0.

Si nous réunissons les deux derniers groupes, nous trouvons 26 femmes n'ayant pas eu d'enfant, soit 34 0/0, atteintes de néphroptose. Parmi les femmes pares nous avons :

22 unipares, soit 29 0/0.
13 secondipares, soit 17 0/0.
14 pluripares, soit 18 0/0.

La multiplicité des grossesses ne semble donc pas influencer outre mesure l'apparition de la ptose rénale, ainsi que le prétendent Landau, Lindner, Godard-Danhieux. D'autre part, pour pouvoir dégager d'une statistique l'influence de la grossesse sur la production du rein mobile, il faudrait être certain que, avant la première grossesse, le rein n'était pas déjà ptosé. Lindner, à mon avis, a raison lorsqu'il prétend que si on examinait plus complètement les jeunes filles, on trouverait chez elles beaucoup plus de reins mobiles.

J'ai cherché cependant dans mes observations à m'éclairer sur ce point et j'ai trouvé que la grossesse seule, sans autre cause antécédente probable, précédée par aucun autre signe morbide, ni mauvaise alimentation du bas-âge, ni chloro-anémie, ni troubles gastro-intestinaux, pouvait être incriminée seule dans 32 0/0 des cas (24 sur 75) et encore, dans 10 de ces cas, je trouve notée une constipation de longue date sans autre trouble digestif.

Il semble donc que la grossesse puisse être une cause première de néphroptose chez 48 0/0 seulement des femmes ayant eu des enfants; son influence dans les autres cas ne paraît être que secondaire.

Influence des congestions périodiques

L'influence de la congestion rénale à l'époque des règles ne paraît pas établie nettement par l'analyse de mes observations. En effet, l'interrogatoire de mes malades étant fait systématiquement, j'en ai trouvé 18, soit 24 0/0 dont la menstruation ne s'accomplissait pas normalement.

Les troubles présentés étaient les suivants :

Règles irrégulières non douloureuses, 9 cas.
Règles irrégulières douloureuses, 3 cas.
Règles régulières douloureuses, 6 cas.

Parmi ces femmes il y avait :

9 nullipares.
5 unipares.
1 secondipare.
3 pluripares.

Chez 24 0/0 des femmes atteintes de ptose rénale, les règles présentent de l'irrégularité et des phéno-mènes douloureux.

Ce chiffre est trop restreint si on veut voir dans ces poussées congestives possibles, mais non certaines, se passant au niveau des reins, une cause première de néphroptose. Tout au plus peut-on tenir compte de cette influence pour des reins déjà ptosés. Dans tous les cas on ne comprendrait pas pourquoi la conges-tion serait toujours unilatérale droite, la néphroptose gauche étant une rareté.

Influence des troubles gastro-intestinaux.

Si nous étudions maintenant les troubles gastro-intestinaux qu'ont pu présenter mes malades, nous arrivons aux résultats suivants :

Chez la femme, des symptômes dyspeptiques avec constipation opiniâtre ont été observés dans 66 cas, soit 88 0/0; chez l'homme, ils l'ont été 9 fois, soit 69 0/0.

Mais ce n'est pas tout. Concurremment à la néphroptose, j'ai trouvé dans 71 cas des ptoses des divers organes abdominaux.

Hépatoptose : 34 fois, soit 45 0/0.

Ptose du côlon transverse avec sténose : 40 fois, soit 53 0/0.

Gargouillement gastrique et gastroptose : 54 fois, soit 72 0/0.

Cordon sigmoïdal : 53 fois, soit 71 0/0.

Boudin cæcal : 61 fois, soit 81 0/0.

A côté de ces signes objectifs, ceux fournis par le sujet lui-même ont été suffisamment nombreux et significatifs pour me permettre de porter le diagnostic d'entéroptose dans 71 cas.

Les 13 cas de néphroptose chez l'homme ont coïncidé :

Dans 4 cas, avec l'hépatoptose, soit 30 0/0.

Dans 9 cas, avec le gargouillement gastrique et la gastroptose, soit 68 0/0.

Dans 7 cas, avec la ptose du côlon transverse et sténose, soit 53 0/0.

Dans 9 cas, avec le boudin cæcal, soit 68 0/0.

Dans 8 cas, avec le cordon sigmoïdal, soit 61 0/0.

L'entéroptose a été là aussi diagnostiquée dans 9 cas, soit 68 0/0.

L'existence de ces 80 cas d'entéroptose sur 88 cas de

néphroptose observés, soit 91 0/0, ne saurait être mise
en doute; non pas qu'elle m'ait été révélée avec tout
le cortège symptomatique qui sert à la caractériser
(on le trouve rarement au complet), mais la présence
de quelques-uns des signes si bien décrits par Glénard
suffisait pour imposer le diagnostic. Du reste, les
résultats obtenus par une thérapeutique appropriée,
l'amélioration considérable éprouvée par les malades,
amélioration non passagère, mais durable (j'ai suivi ces
malades deux et trois ans) confirment mieux encore
le diagnostic porté.

Néphroptose et Entéroptose.

De ce qui précède se dégage ce fait : c'est que chez
les malades atteints de rein mobile, il existe dans la
plus grande majorité des cas (91 0/0) des ptoses d'autres viscères abdominaux. Il nous est donc légitime-
ment permis de considérer la ptose rénale comme
étant le plus souvent un épisode survenant au cours
d'un processus général ptosique. La pathogénie de la
splanchnoptose mérite alors d'être prise par nous en
sérieuse considération, car elle paraît convenir mieux
que toute autre à celle du rein mobile. Cependant entre
l'opinion de Glénard qui ne voit pas de néphroptose
sans entéroptose, et celle des auteurs tels que Litten,
Landau, Albarran, Godard-Danhieux qui semblent
méconnaître trop souvent la présence de cette der-
nière, il y a place pour une opinion mixte. Il est, je
crois, des cas spéciaux où les théories pathogéniques
diverses émises par les auteurs peuvent servir à inter-
préter la production d'une ptose rénale, mais ces cas
sont relativement rares. Celle de Glénard répond, il
est vrai, à des faits cliniques nombreux et précis; elle
forme un tout parfaitement homogène, mais elle ne

saurait être généralsée à tous les cas : c'est du moins ce qui ressort de l'étude des mes observations.

En effet, en dehors des 71 cas d'entéroptose j'ai noté encore le rein mobile, 1 fois chez une diabétique, obèse, ayant eu huit grossesses à terme; 1 fois chez une femme ayant subi un traumatisme violent (chute sur l'hypochondre); 2 fois enfin la cause étiologique est restée inconnue.

Chez l'homme, à côté des 9 cas d'entéroptose, je trouve aussi la néphroptose 1 fois chez un malade atteint de colique néphrétique; 1 fois consécutive à un traumatisme (coup violent sur l'hypocondre); 1 fois chez un dégénéré, 1 fois enfin de cause encore inconnue.

En résumé, de l'analyse de mes 578 observations, il ressort que la néphroptose s'est trouvée réunie à l'entéroptose dans 91 0/0 des cas. D'autre part, des troubles gastro-intestinaux de longue date avec coprostase très ancienne, ont été accusés par 88 0/0 de mes malades. Existe-t-il une relation entre ces deux faits? Quelle part revient à ces derniers phénomènes morbides dans la genèse du processus général ptosique? Cette part est, je crois, plus importante qu'on ne se le figure généralement.

Pathogénie.

Pensant qu'il pouvait exister une relation intime entre l'état d'intégrité plus on moins parfaite du tube gastro-intestinal chez l'adulte et l'alimentation plus ou moins défectueuse de la première et deuxième enfance, j'ai toujours soigneusement questionné mes malades pour obtenir d'eux des renseignements précis sur la façon dont s'est écoulé leur bas-âge.

En compulsant mes observations, je n'ai pas été peu surpris de trouver à ce moment chez 40 malades femmes, soit 54 0/0, des troubles gastro-intestinaux sérieux. 25 de ces malades, soit 33 0/0, avaient été malingres, chétives, mal nourries dès leur naissance; les 15 autres, soit 21 0/0, avaient présenté à la puberté de la chloro-anémie avec phénomènes dyspeptiques très marqués.

Ces chiffres sont des plus intéressants; ils ont d'autant plus de valeur qu'ils représentent un minimum; on sait, en effet, combien il est difficile de se procurer des renseignements précis sur les premières années. Ils n'ont d'autre part rien de surprenant, car la néphroptose et l'entéroptose considérées comme fort rares chez les enfants ont été signalées dernièrement comme plus fréquentes par Rosenthal, Comby, Guinon, Schultze. Comby, dans le *Traité des maladies de l'enfance,* fait suivre son étude sur le rein mobile des quelques réflexions suivantes :

« Quand on suit les enfants mal nourris, quand on assiste au développement exagéré de leur abdomen, quand on voit leur sangle abdominale se relâcher (éventration), leurs orifices naturels se dilater, leurs sphincters céder (hernies inguinales, prolapsus rectal), on est porté à croire que le gros ventre des nourrissons joue un rôle mécanique fâcheux dans les rapports des viscères.

» L'enfant n'est pas serré de dehors en dedans par un corset, par une ceinture, mais il est distendu par les gaz qui se développent dans son estomac et son tractus intestinal. Il peut en résulter un relâchement général des liens suspenseurs des viscères, une ptose des principaux organes. Voilà, je crois, une notion dont il faut tenir compte si l'on veut comprendre la pathogénie de la néphroptose chez l'enfant.

» On m'objectera que le gros ventre des nourrissons est commun, banal, et que l'ectopie rénale est exceptionnelle dans le jeune âge. A cela je répondrai que le rein mobile est une affection le plus souvent latente, qu'il faut le chercher systématiquement pour le découvrir ; qu'au surplus, j'ai cité des observations démontrant qu'il n'est pas si rare qu'on pourrait le croire ; qu'enfin il est possible que la néphroptose, si commune chez les adultes, remonte à la seconde et même à la première enfance. » (T. III, page 400.)

Ces réflexions sont fort justes. Jusqu'à ce jour, en effet, on a peu recherché la ptose rénale à ses divers degrés chez l'enfant. Il est permis toutefois de penser, *à priori*, que sa fréquence n'égalera pas celle de l'adolescence et de l'âge adulte : les causes prédisposantes se multiplient avec l'âge d'une part ; d'autre part, des raisons anatomiques rendent son déplacement moins facile. Gerota les a signalées dès 1895, en attirant l'attention sur l'existence chez l'enfant, entre le rein et les capsules surrénales, de connexions très étroites résistant à des poids de 700 et 1,000 grammes. Ce moyen de fixité du rein très important, le plus important même au dire de cet auteur, perdrait de sa valeur avec le temps : le tissu cellulo-graisseux s'interposant entre les deux organes, les vaisseaux seuls restant pour assurer leurs connexions, chez l'adulte. Sans pouvoir fournir de statistique personnelle, mes dernières recherches cliniques me permettent de penser que la ptose rénale chez l'enfant est beaucoup plus fréquente qu'on ne se l'imagine généralement. Mais pour la découvrir, il faut la chercher, il faut examiner systématiquement l'abdomen des petits malades et c'est ce qui n'est pas fait, le plus souvent, encore aujourd'hui.

Après l'opinion fort judicieuse de Comby, m'est-il permis d'affirmer que la néphroptose existait chez mes malades dès leur enfance? Ce serait téméraire de ma part. Je me contenterai seulement d'enregistrer que le tube gastro-intestinal et le foie, dont il ne faut pas oublier le rôle si important en cette matière, ont été mis dès le jeune âge en état d'infériorité notoire, et l'on sait combien il est difficile à ces organes de récupérer leur intégrité fonctionnelle quand ils ont été sérieusement atteints par le processus morbide.

Quoi qu'il en soit, avant les nombreuses causes signalées par les auteurs comme prédisposantes de la néphroptose, nous trouvons donc une tare localisée aux organes de la vie végétative dans plus de la moitié des cas; tare d'autant plus grave, que, dans le cours de l'existence, les causes susceptibles de la réveiller se multiplient sans cesse. Ainsi, chez la femme, je trouve notée parmi mes 40 malades malingres, chloro-anémiques dans leur enfance, 22 fois la grossesse :

> Unipares, 11.
> Secondipares, 6.
> Multipares, 5.

N'es-t-il pas naturel de penser que dans cés organismes ayant souffert dans leur évolution générale, cette nouvelle cause, agissant secondairement, ajoutera son influence d'autant plus nocive qu'elle se manifeste dans le même sens ptosique que les lésions observées dans la première et deuxième enfance?

Pour l'homme, nous arrivons aux mêmes résultats. Sur 13 cas de rein mobile, 6 fois, soit 45 0/0, la mauvaise alimentation du bas-âge, l'état chétif, malingre de l'enfant, des troubles dyspeptiques graves m'ont été signalés, et, comme cause aggravante, je trouve l'alcoolisme 5 fois, la syphilis 3 fois.

Que ce soit chez la femme ou chez l'homme, la même influence du jeune âge paraît se faire sentir et dans les mêmes proportions.

Fréquence.

La plus grande fréquence du rein mobile chez la femme tient à ce que les causes secondaires qui peuvent se surajouter, sont plus nombreuses chez elle que chez l'homme. Parmi ces causes, nous l'avons vu, la grossesse, les congestions cataméniales, la constriction du corset sont les principales. Si nous les retranchons de notre statistique, nous voyons la fréquence du rein mobile être sensiblement la même dans les deux sexes ; à condition toutefois de rechercher la néphroptose au début, d'en étudier les causes originelles dans l'enfance et de les mettre en parallèle dans des conditions identiques.

Ces données nouvelles que fournissent mes observations méritent d'être prises en considération et d'attirer l'attention du corps médical sur la fréquence du rein mobile chez l'enfant ; elles mettent, je crois, suffisamment en relief la priorité des troubles gastrointestinaux sur tout autre phénomène morbide dans la très grande majorité des cas. Il y a dans ces faits et les conséquences qu'ils entraînent suffisamment d'éléments pour légitimer de la part des tissus un certain degré de relâchement, sans qu'il soit besoin de faire appel à la théorie de Tuffier ou à celle d'Albarran, qui envisage l'affection qui nous occupe comme un stigmate de dégénérescence. Ces théories pourront être prises en considération dans certains cas spéciaux, mais rares ; elles ne sauraient donner la clef pathogénique des si nombreux cas de rein mobile que l'on rencontre aujourd'hui.

De ce qui précède, il semble résulter que, à côté de la ptose rénale, la précédant presque toujours, il existe d'autres symptômes morbides d'une importance supérieure à celle que présente la lésion qui nous occupe ;

ce sont les troubles gastro-intestinaux de longue date, accompagnés de troubles fonctionnels hépatiques ; ce sont aussi les ptoses des autres organes abdominaux. Leur très grande fréquence, ainsi qu'il ressort de ma statistique, m'oblige à les envisager, sinon comme la cause unique de la néphroptose, tout au moins comme la cause la plus commune. La pathogénie du rein mobile se confond donc le plus souvent avec celle de l'entéroptose. Cette théorie, étayée sur des faits anatomo-cliniques précis, parmi lesquels les variations de la tension intra-abdominale, la chute du coude droit du côlon sont les principaux ; les autres, tels que tractions et pressions exercées sur le rein, augmentation de poids du rein, grossesses, traumatismes, etc., n'étant que secondaires, cette théorie, dis-je, dont les indications thérapeutiques sont le plus souvent suivies de résultats parfaits, est de conception large et présente une sérieuse homogénéité. Je crois donc, pour ma part, que l'opinion de Glénard ainsi formulée : « La nature du rein mobile est sous toutes ses formes et toutes ses phases une affection digestive et plus spécialement une affection digestive intestinale, » peut être modifiée dans son absolutisme, mais elle doit rester comme la clef pathogénique dans la plupart des cas où un des termes du processus morbide est la néphroptose.

Formes cliniques.

Avant de parler du traitement, il n'est pas sans intérêt de rechercher à quelles formes cliniques du rein mobile correspondent mes observations.

La forme douloureuse du rein mobile n'a jamais été observée par moi. Tout au plus, dans 2 observations, l'état défectueux du parenchyme rénal se traduisant dans 1 cas par $0^{gr}15$ d'albumine, dans le second par

1^{gr}50, s'est-il manifesté à mon examen par un peu de douleur. L'opinion de Glénard, qui ne reconnaît au rein mobile normal aucune sensibilité, est corroborée par les résultats de mes observations. Ce n'est pas que quelques malades n'aient présenté de crises douloureuses paroxystiques de l'hypocondre. Huit fois, en effet, il m'a été permis de trouver la pseudo-lithiase à côté de la néphroptose, complication qui a du reste rapidement cédé à un traitement approprié.

Ce que j'ai dit précédemment de l'influence des troubles gastro-intestinaux suffit pour établir son importance considérable dans la forme dyspeptique. Il est, je crois, inutile d'insister davantage.

Quant à la forme nerveuse, je ne saurai la disjoindre de la précédente dont elle représente la phase terminale, la troisième période. Treize de mes malades ont éprouvé des phénomènes nerveux divers qui tous ont sinon disparu, tout au moins diminué d'intensité par le traitement classique de l'entéroptose.

Des trois formes cliniques admises arbitrairement par les auteurs, la forme dyspeptique seule, d'après mes observations, doit être prise en considération. Toutefois, bien que les données qui s'en dégagent paraissent nettes et précises, ma statistique est encore trop restreinte pour qu'il me soit permis de tirer d'elle seule des indications thérapeutiques formelles. Cependant elle n'est pas dénuée de tout intérêt, si l'on songe qu'elle vient après celle d'autres auteurs, après celle de Glénard surtout, qui porte sur plusieurs milliers de cas, et dont les conclusions sont conformes à celles qui se dégagent de cette étude.

Fort d'un tel appui, il m'est permis d'aborder maintenant le traitement du rein mobile.

Traitement.

Ce traitement sera tout d'abord préventif. En traitant avec soin les troubles gastro-intestinaux de la première et deuxième enfance; en appliquant à ces petits malades les règles d'une hygiène alimentaire soigneusement adaptée à la capacité fonctionnelle de leur tube digestif; en régularisant le fonctionnement de leur foie; en empêchant la constipation de s'installer à demeure chez eux; en favorisant ainsi le *tirage* du tube gastro-intestinal; en un mot, en cherchant à maintenir normale la tension intra-abdominale, on appliquera, à mon avis, le meilleur traitement préventif.

Si le médecin arrive trop tard, le processus ptosique ayant évolué, ce sera encore le traitement sévère, rigoureux, de l'entéroptose qu'il faudra instituer immédiatement. C'est celui qui a été suivi par mes malades et qui comporte quatre indications,:

1º le port de la sangle de Glénard à trois tirants et à sous-cuisses;

2º l'usage des laxatifs quotidiens;

3º le régime carné;

4º l'usage des alcalins.

Les résultats que j'ai obtenus ont été excellents. Au sujet du port de la sangle, on hésite parfois à l'appliquer chez les malades à ventre rétracté, la réservant surtout pour les cas où l'abdomen est saillant. Je crois avec Glénard que c'est une erreur. Parmi mes 75 cas de néphroptose chez la femme, l'épreuve de la sangle a été positive 67 fois, soit 88 0/0. Chez l'homme elle s'est montrée positive 8 fois, soit 61 0/0. Chez tous ces malades, la sangle de Glénard a été ordonnée, bien tolérée, et a procuré de tels soulagements qu'elle ne pouvait être enlevée sans que l'on vît réapparaître

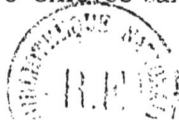

rapidement les troubles inhérents à l'hypotase abdominale. Parmi ces 67 femmes il y avait :

59 femmes maigres à ventre retracté, soit 88 0/0 ;

8 femmes grasses, à ventre saillant, soit 10 0/0.

Toutes, sans distinction, ont retiré un grand béné-
fice du port de la sangle. Parfois, au début, il peut y
avoir une susceptibilité particulière chez certaines
malades, mais elle est vite vaincue par un peu de
patience et par la volonté du médecin qui ordonne.
Moins peut-être que pour toute autre affection, faut-il
permettre à la fantaisie des malades de se montrer. Le
médecin doit avoir une volonté ferme, persuasive, sou-
tenue par une confiance absolue dans la thérapeutique
qu'il met en œuvre, car cette thérapeutique donne des
résultats remarquables sans qu'il soit besoin de recou-
rir à l'intervention chirurgicale qui, malgré sa béni-
gnité relative, ne pouvant agir que sur un seul des
points atteints par le processus ptosique, devra être
essentiellement limitée au rein mobile compliqué.

De cette étude, je crois pouvoir tirer les conclusions
suivantes :

Au point de vue étiologique et pathogénique.

1º La fréquente coïncidence de l'entéroptose avec le
rein mobile doit faire considérer ce dernier, dans la
très grande majorité des cas, comme un des termes
du processus général de la splanchnoptose.

2º La pathogénie de la néphroptose, 91 fois sur 100,
relève de la pathogénie de l'entéroptose.

3º Les troubles gastro-intestinaux en général, parti-
culièrement ceux de l'enfance et de l'adolescence,
traduisant une nutrition défectueuse de l'individu,
sont à l'origine du processus ptosique dans 54 0/0 des
cas.

4º La grossesse seule, sans autre cause morbide antécédente, suivie de troubles dyspeptiques sérieux, paraît être la cause première, 32 fois sur 100. La multiplicité des grossesses ne paraît pas augmenter sensiblement ni le nombre des entéroptoses ni celui des néphroptoses.

5° L'influence des congestions périodiques peut agir sans qu'il soit possible d'avoir une certitude à cet égard dans 14 0/0 des cas.

6° L'influence du traumatisme, de la dégénérescence congénitale de l'individu, et des autres causes diverses invoquées par les auteurs, se fait rarement sentir. Ces cas sont, en effet, des exceptions qui ne sauraient infirmer les conclusions précédentes.

Au point de vue du traitement.

1° Le traitement du rein mobile doit être essentiellement médical. Ce sera, dans la plupart des cas, celui de l'entéroptose qu'il faudra instituer sévèrement, et surtout le plus rapidement possible. Le diagnostic de l'entéroptose, en effet, fait de bonne heure, à la première période, c'est-à-dire avant que le syndrome physique soit complètement réalisé, permettra d'appliquer à cette affection le seul traitement préventif du rein mobile.

2° Quant au traitement chirurgical, il ne devra être tenté qu'après échec bien certain du traitement médical. Alors, seulement, on pourra discuter les indications d'une intervention. Mais ces cas seront rares, j'en ai la conviction, si la thérapeutique de l'entéroptose est appliquée dans toute sa rigueur.

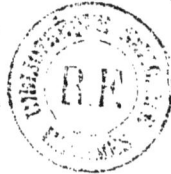

Bordeaux. — Imp. G GOUNOUILHOU, rue Guiraude, 11.

319

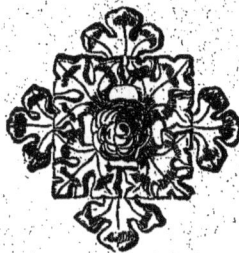

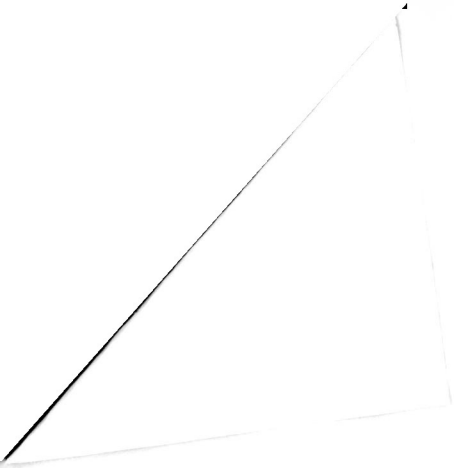

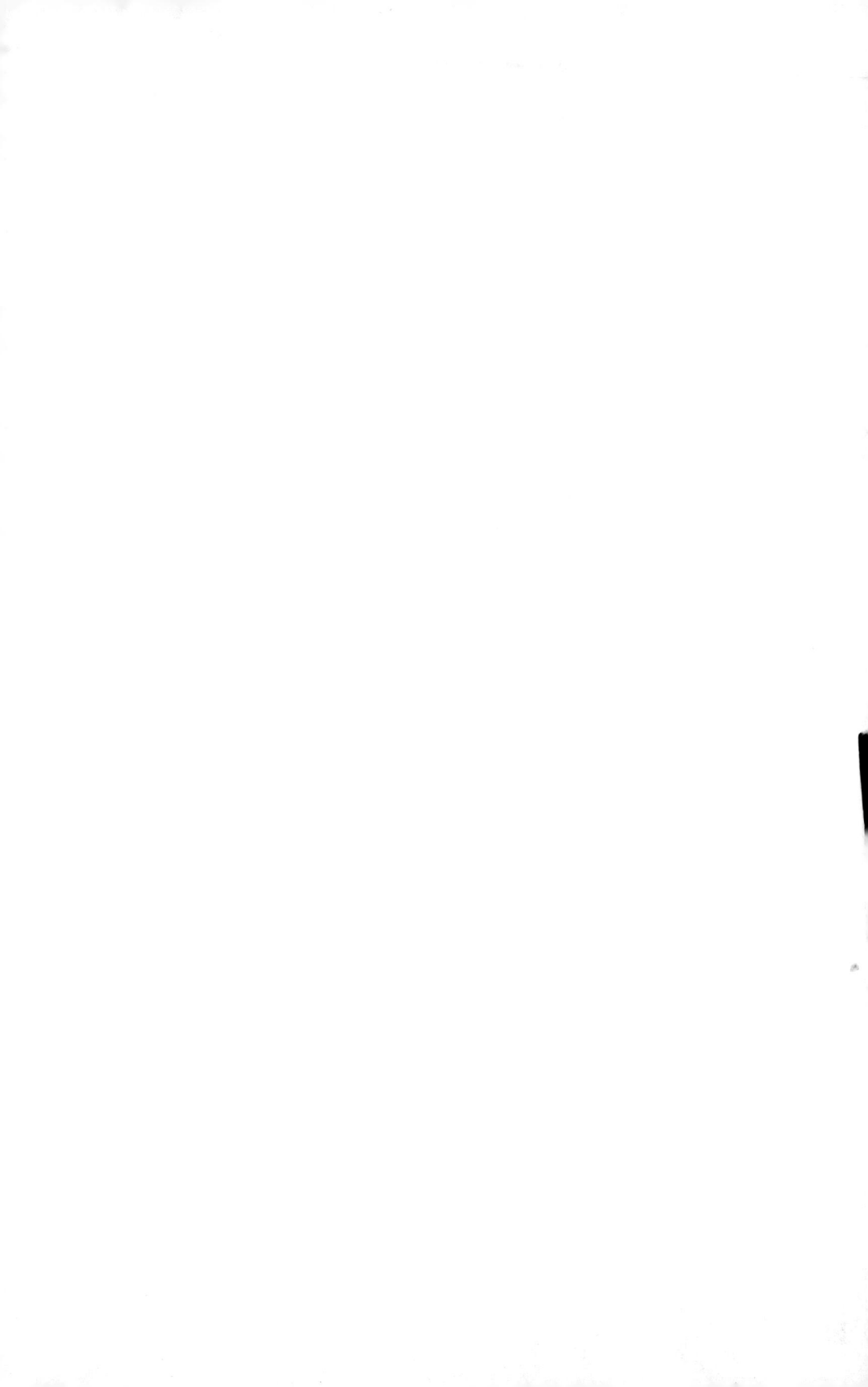